RAPPORT

FAIT AU NOM

D'UNE COMMISSION

DE LA

SOCIÉTÉ D'AGRICULTURE

CHARGÉE DE L'EXAMEN

D'UN BANDAGE

PROPRE A GUÉRIR LES HERNIES DES CHEVAUX.

1837.

RAPPORT

FAIT AU NOM

D'UNE COMMISSION

DE LA

SOCIÉTÉ D'AGRICULTURE

CHARGÉE DE L'EXAMEN

D'UN BANDAGE

PROPRE A GUÉRIR LES HERNIES DES CHEVAUX ;

PAR M. LOUIS COLLENOT,

MEMBRE ORDINAIRE.

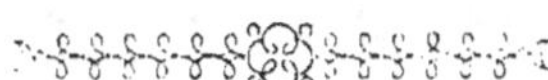

Ce rapport n'ayant pas été lu à la dernière séance (1ᵉʳ avril), son auteur, dans l'intérêt de l'inventeur de la découverte, a cru devoir promptement le faire connaître à ses collègues.

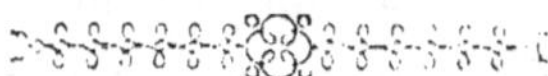

MESSIEURS,

Les découvertes qui n'ont pas été seulement l'effet du hasard, sont le produit spontané du génie de l'homme, ou bien le résultat d'expériences répétées et progressives.

L'histoire des sciences renferme des exemples qui prouvent qu'elles se sont enrichies à la fois des uns et des autres de ces divers modes d'invention.

Mais enfin, de quelque manière que les découvertes vraiment nécessaires se soient produites, elles ont su bien vite trouver la place que leur utilité leur assigne ; et, quel que soit celui de qui elle émane, une invention que réclame une véritable nécessité, n'a pas à craindre que le temps, dans son cours, la couvre jamais, du moins volontairement, d'un fâcheux oubli.

Votre société aura à apprécier l'importance d'une nouvelle découverte, et, admettant les conclusions de la commission, elle voudra sans doute récompenser son habile inventeur d'un encouragement de deux cents francs proposés à l'unanimité par elle, et, en outre, d'une grande médaille.

Messieurs, à peu de distance du lieu de vos séances, à Haussonville, commune rurale du département de la Meurthe, un jeune homme, âgé de vingt-huit ans, sellier dans un village, et exerçant même, par l'effet de sa rare intelligence, une profession qu'il n'a jamais apprise, vient d'ajouter aux ressources de l'art vétérinaire, et d'augmenter les moyens de guérison dans des cas jusqu'alors désespérés.

Il est l'auteur de bandages pour toutes les hernies des chevaux.

Je vais vous dire succinctement comment cette découverte a eu lieu. En 1833, deux médecins vétérinaires qui ont chacun au moins vingt-cinq ans d'exercice, l'un, ayant rempli longtemps ces mêmes fonctions dans un dépôt d'étalons, l'autre, jouissant aussi de la renommée de praticien habile, tous deux membres de la Société d'agriculture, furent appelés à quelques lieues de Nancy, chez M. Collet, cultivateur à Vigneulles, pour y faire la réduction d'une hernie inguinale sur un poulain entier âgé de six semaines.

Après un examen attentif, l'animal leur parut dans un état désespéré. Ils vous ont dit (je cite cette partie de leur attestation, pour mettre les hommes de l'art à même de mieux juger) : « qu'une portion très-volumineuse de l'intestin grêle et de l'épiploon était sortie et faisait écarter assez fortement les jambes du poulain, lorsqu'il marchait ; qu'ayant été forcés de l'abattre pour faire rentrer la hernie, ce ne fut qu'avec beaucoup de peine qu'ils y parvinrent ; mais, qu'après avoir été remise, le poulain, par des mouvements violents, la fit ressortir de nouveau, peut-être plus considérable qu'auparavant. »

Ils déclarèrent au propriétaire qu'on pourrait tenter la guérison de la hernie par la castration, mais toutefois sans répondre du succès de l'opération, à cause de la tuméfaction des parties, le poulain se trouvant déjà en cet état depuis quelques jours, et plusieurs personnes ayant essayé avant eux de réduire la hernie.

Le propriétaire se refusa à cette proposition, préférant, disait-il, laisser l'animal livré au hasard, plutôt que de le faire souffrir sans certitude de succès.

Ils furent alors forcés de l'abandonner, puisqu'il leur était refusé d'employer les dernières ressources et les dernières indications de leur art.

Telle a été l'explication écrite que vous a lue l'un de ces artistes ; cette déclaration contenait, en outre, que ce même poulain avait été guéri par l'inventeur du bandage herniaire.

En effet, c'est un ou deux jours après que M. Tétard, inventeur du nouveau mode de guérir les hernies, se trouvant dans le même village pour y exercer sa profession de sellier, apprit que le poulain de M. Collet était dans un état désespéré, et offrit de lui faire un bandage.

Ce jeune homme qui réunit à une grande lucidité d'idées beaucoup de persistance d'observation, conçut aussitôt la pensée de faire un essai ; et comme il n'y avait aucune inquiétude d'aggraver le mal, puisque le poulain était jugé incurable, son offre fut acceptée.

Antérieurement, il avait eu l'occasion de voir un bandage pour les hernies humaines ; ayant eu la curiosité de le démonter, il comprit qu'il pourrait aisément en faire de semblables.

Après avoir fait forger devant lui, sur les lieux, un ressort par le maréchal du village, il fabriqua lui-même toutes les autres pièces en cuivre qui lui parurent nécessaires, et les recouvrit comme il le jugea convenable.

Alors il fit placer de la paille sous la croupe du poulain, la tête un peu inclinée, s'imaginant, avec raison, que cette position faciliterait le replacement des intestins.

La réduction opérée, il plaça alors son bandange qu'il modifia plusieurs fois, forcé, par exemple, de s'expliquer et de se rendre compte des effets et de la différence de la position horizontale du cheval, comparée à la position verticale de l'homme.

Telles furent les principales circonstances, et telle fut sans doute aussi l'origine de la découverte dont la science vétérinaire aura à s'applaudir.

Il ne fallait pour cela que quelques idées qui, bientôt grandissant dans une tête féconde, amenassent, par l'étude de rapports jusque là méconnus, la révélation d'un fait nouveau et de moyens tout-à-fait ignorés. Vous le savez, Messieurs, en présence du besoin, la nécessité a souvent fait éclore le génie.

Ces divers détails auront pu faire naître votre intérêt, comme ils ont excité le nôtre ; j'ai dû vous les reproduire. On aime ordinairement à connaître le commencement des choses, et d'ailleurs, si l'intérêt général exigeait que cette découverte, comme vous serez à même d'en juger, fût connue en dehors des limites de la publicité ordinaire de vos travaux, il ne faudrait pas que par défaut d'une explication suffisante, on ne pût pas bien saisir ce qui concerne cette invention et tout l'intérêt qui s'y attache, et enfin qu'on pût s'étonner de la confiance qui pourrait vous la faire accueillir.

Après cinq semaines écoulées, M. Tétard vint revoir le jeune poulain et défit le bandage, dès lors la hernie ne reparut plus ; mais soit prudence, soit incertitude du résultat, il crut utile de le lui laisser encore. Un mois après, il l'ôta tout-à-fait. Dès ce moment, le poulain fut radicalement guéri, comme l'atteste le certificat de ce cultivateur, qui affirme encore que son cheval est aujourd'hui fort et vigoureux, et employé aux travaux de la terre.

Cinq autres certificats de différents propriétaires de poulains prouvent que M. Tétard a guéri chacun de ces animaux d'une hernie inguinale. Ces six poulains sont les seuls qui lui ont été présentés ; car il est aisé de croire que c'est seulement aux environs de sa demeure que jusqu'à présent il était connu ; il a voulu, comme il le dit, n'avoir plus rien à changer au mécanisme de son invention, avant de venir l'exposer à votre appréciation.

Outre ces guérisons de hernies inguinales, il annonce avoir

eu aussi le même succès sur deux poulains affectés de hernies ombilicales. Mais il n'a pas réclamé de certificats à leurs propriétaires, n'ayant désiré avoir des attestations que pour ce qui concerne les hernies inguinales qu'il sait être plus difficiles à guérir que les autres. Nous n'avons donc pas de preuves à vous produire ici de ce qu'il avance; mais la manière dont il rend compte de ces faits, ne laisse pas de doute sur sa bonne foi, d'autant plus encore qu'il est bien vrai que la hernie inguinale est celle qui, dans l'état de l'art, offre réellement le plus d'embarras au médecin vétérinaire.

Nous avons eu sous les yeux tous les bandages qu'il a faits, y compris le premier, bien inférieur pour la construction et la perfection de l'ouvrage à ceux faits depuis.

Ces bandages, que reprenait chaque fois leur inventeur après avoir opéré la guérison de l'animal, ont à la vérité quelque chose de flétri, mais n'ont rien d'usé. Il pense même qu'un seul pourrait servir successivement à plusieurs individus, sans être hors d'usage.

Ils réunissent la simplicité et la solidité, et, par le secours des allonges qui en facilitent l'emploi, le même bandage peut s'adapter à des animaux qui auraient entr'eux, non pas une différence considérable, mais quelque dissemblance de taille et de grosseur.

Il y avait vraiment de la hardiesse à concevoir, et surtout à croire possible, l'application permanente d'un tel moyen d'action sur un animal aussi irritable de sa nature que le cheval, sans s'inquiéter s'il ne s'en déferait pas aussitôt qu'il serait en liberté; car il n'est rien changé à son régime et à ses habitudes.

Il est vrai que ce bandage ne le blesse pas et qu'il s'y habitue fort vite; et, d'ailleurs, il paraîtrait que le soulagement que l'animal en éprouve lui ôterait le désir de s'en débarrasser.

C'est sans doute à l'aisance de sa construction qu'est dû cet autre résultat.

Tous les vétérinaires qui ont vu le bandage fait et inventé par M. Tétard pensent unanimement, en s'expliquant son mécanisme et en supposant faite la légère modification que l'auteur indique, qu'un étalon affecté d'une hernie inguinale pourrait saillir par le secours de ce bandage ; parce que l'action du saut, au lieu de déranger la pelotte, tendrait plutôt à la reporter vers la place qu'elle occuperait déjà.

Mais de plus, ils sont d'avis qu'un cheval fait peut aussi guérir ; et, s'il est étalon, qu'il pourrait, secouru de ce bandage, propager l'espèce, ne pas être inutile à l'amélioration et devenir ainsi l'objet d'une perte considérable pour son acquéreur.

Car, jusqu'à ce jour, si un étalon avait été atteint d'une hernie inguinale, il devenait dès lors imprudent de le livrer à la saillie : quelques sauts pouvaient suffire pour causer la strangulation de la hernie, et même la mort de l'animal.

Cette découverte devra, par la force des choses, naturellement et promptement se répandre et devenir d'une utilité générale.

Il faut convenir que, quand même les guérisons seraient restreintes à la classe de chevaux qui les a obtenues, et que, sans croire par induction que l'on peut regarder l'emploi de ce bandage comme assuré, en l'appliquant à une autre catégorie, en s'en tenant enfin rigoureusement aux seules guérisons de poulains qui, d'après des renseignements certains, sont les seules qui aient été essayées, en rejetant même le sentiment unanime des médecins vétérinaires qui ont été consultés, et qui regardent ce bandage comme favorable au soulagement et même à la guérison des chevaux faits, ce n'en serait pas moins encore un immense service rendu à la science vétérinaire qui restait souvent impuissante devant de tels accidents ; car, agissant sans certitude, ou l'on opérait la castration dans l'espoir souvent trompeur de détruire la hernie, ou bien, se servant de moyens inefficaces, l'on abandonnait par là l'animal et la maladie à la seule puissance de la nature.

Le moyen de guérison présenté aujourd'hui était jusqu'à ce jour tout-à-fait inconnu.

Soleysel qui vivait dans le milieu du 17e siècle, et qui a écrit plusieurs ouvrages d'hippiatrique, s'était beaucoup occupé des maladies des chevaux et avait même étudié en pays étranger, les moyens de les guérir. Cet auteur parle d'un suspensoir qui laissait au cheval malade la possibilité de travailler, et même de faire des sauts de force.

Ce suspensoir fait par un écuyer qu'il avait connu, soutenait et soulageait les parties herniées, mais ne les guérissait pas. Cette invention qui n'était au reste qu'une sorte de palliatif ne s'est pas conservée, et *La Guerinière* déclare que de son temps elle était tout-à-fait perdue.

L'inventeur du bandage herniaire ne connaissait probablement pas ce renseignement, et il ne s'est sans doute pas aidé non plus de cette invention pour découvrir la sienne.

Mais, comme je l'ai dit, il ne s'agit, dans Soleysel, que d'un suspensoir, et point du tout d'un bandage ni d'un moyen propre à guérir ; car, au même article, quelques lignes plus loin, Soleysel ajoute textuellement ces mots : « ayant remis le boyau au cheval, sans s'embarrasser de remèdes, le plus sûr est de le châtrer. »

Eh bien ! désormais un propriétaire ne verra plus trahir ses espérances, et, pour chercher à obtenir une guérison souvent impossible, il n'aura plus besoin de faire mutiler un poulain qu'il avait peut-être d'avance destiné à la propagation.

Aussi, Messieurs, en voyant de si favorables résultats, votre commission n'a pas fait difficulté de beaucoup espérer de vous en faveur de l'auteur de la découverte ; car on ne peut jamais trop se passionner pour l'utile, et, il faut l'avouer, rien ne manque ici de ce qui fait s'intéresser aux choses, la modération dans le prix*, l'utilité de la réussite, et la patiente et haute sagacité qu'il a fallu pour l'obtenir.

L'active intelligence de M. Tétard ne s'arrête pas aux succès que lui ont mérités ses travaux sur les chevaux ; mais il rend encore des services directs à l'humanité, par la construction de corsets mécaniques et d'autres moyens ingénieux pour la guérison des différentes difformités du corps humain.

Ce jeune homme intéressant par lui-même, qui est le seul soutien d'une mère âgée et d'une sœur toujours malade, a demandé à votre commission s'il lui serait profitable de prendre un brevet d'invention.

Mais la législation actuelle paraît peu satisfaisante sous ce rapport ; et un faible changement, jugé peut-être avec trop de facilité un perfectionnement, pourrait ôter au véritable auteur de la découverte la récompense de ses dépenses et de ses pénibles veilles. On ne le lui a donc pas positivement conseillé.

Mais l'auteur des bandages pour les hernies des chevaux prend date, pour son invention, de l'année 1833, époque indiquée par des certificats que vous avez jugés très-valables ; cette

---

* Le bandage herniaire pour les chevaux, est, suivant la grandeur, de 30 à 35 fr. S'adresser, *franco*, à M. Tétard, sellier à Haussonville (Meurthe).

date s'appuierait encore des témoignages de tous les habitants de plusieurs communes, et enfin de la déclaration sincère et loyale des médecins vétérinaires que vous avez entendus.

C'en serait assez pour que l'on pût poursuivre, du moins du mépris public, ceux qui, de quelque part qu'ils vinssent, voudraient s'en attribuer l'importance.

Mais qu'il prenne ou ne prenne pas un brevet d'invention, toutes les Sociétés d'agriculture et le gouvernement lui-même, éclairé sur cette découverte, accorderont, il faut l'espérer, leur appui à un jeune homme qui a fait faire un pas immense à l'art de guérir des animaux souvent achetés à si grand prix.

Sans doute, Messieurs, c'est un bonheur pour une Société bienfaisante comme la vôtre qui ne s'attache qu'à la grandeur et à l'importance des choses utiles, et qui sait juger ce qui est un véritable progrès ; c'est un bonheur pour elle, dis-je, d'être la première à y applaudir et la première encore, au sein de son propre pays, à consigner un heureux succès dans ses annales ; succès qui peut-être n'est pas étranger aux efforts de votre zèle pour tout ce qui tient, de près ou de loin, à la prospérité de l'agriculture.

Car, c'est au génie et au travail seuls que vous offrez des encouragements et des couronnes, et vous ne voudrez pas que M. Tétard, auteur d'une découverte importante, mais pauvre de fortune, n'ait trouvé près de vous, à la lueur timide et vacillante de son début, qu'une appréciation stérile et sans effets, qu'une approbation inutile et sans appui, et enfin qu'un succès décourageant !

NANCY, IMPRIMERIE DE THOMAS, RUE SAINT-DIZIER, 96.

www.ingramcontent.com/pod-product-compliance
Lightning Source LLC
LaVergne TN
LVHW021627170726
843501LV00010B/4203